ANTHRAX

NON CONTAGIEUX.

TRAITÉ
DE
L'ANTHRAX
NON CONTAGIEUX,

CONTENANT:

Ses Rapports internes avec le Charbon ou Anthrax contagieux, la Pustule maligne, et le Furoncle; et un Tableau synoptique de ces Maladies, avec le Traitement particulier à chacune d'elles;

PAR FRANÇOIS-ALEXIS VERGNIES (de Vicdessos),

Docteur de la Faculté de Médecine de Paris, etc. etc. etc.

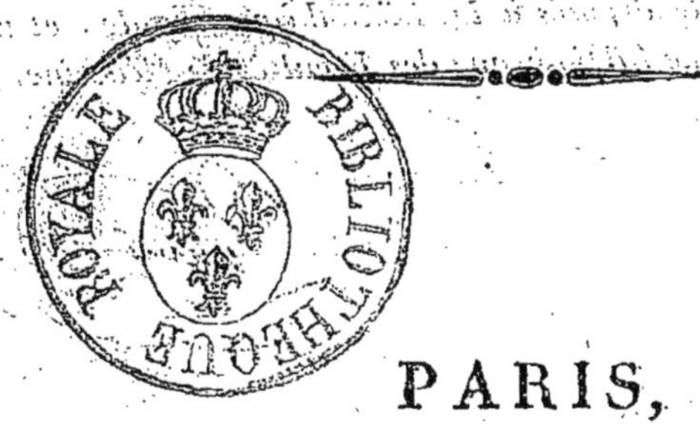

PARIS,

DE L'IMPRIMERIE DE TIGER,

RUE DU PETIT-PONT, N° 10.

AVIS DE L'ÉDITEUR.

Le Docteur VERGNIES publiera incessamment un nouveau Mode de Traitement pour la guérison des Affections scrofuleuses ou écrouelleuses en général, et pour chaque genre en particulier ; il y joindra un Tableau synoptique de la différence des symptômes qu'offrent ces maladies, lorsqu'elles sont abandonnées à la nature ou aux divers traitemens usités, d'avec ceux qu'elles offrent lorsqu'elles sont soumises à ce nouveau Mode de Traitement.

Ce Traité sera suivi d'un Précis historique et raisonné, expliquant avec clarté les avantages de ce Mode de Traitement, pour guérir promptement ces solutions de continuité, et ne laisser après elles ni balafres, ni autres difformités caractéristiques de la nature de l'affection dont l'individu était atteint.

Il ne suffit pas, dans l'histoire et le traitement des maladies, d'avoir comparé la description des ouvrages avec les phénomènes qu'on observe au lit des malades, il faut aussi tâcher de faire faire quelque progrès à l'art.

Cinq exemplaires ont été déposés à la Bibliothèque royale, et un exemplaire dans chaque Bibliothèque des Facultés de Médecine.

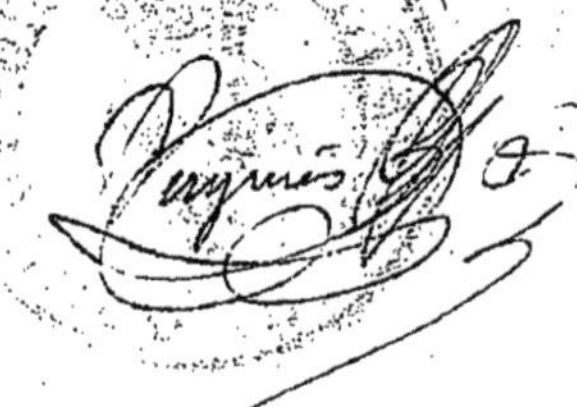

AVANT-PROPOS.

Celui qui rassemblerait au hasard des observations faites sur plusieurs malades atteints du même mal, si chacune de ces observations était rédigée avec soin et précision, fournirait sans doute à la science des documens précieux. Mais, quelque nombreux que fussent de tels faits, quelque sagacité qui se montrât dans l'examen de chacun d'eux, on ne pourrait pas dire qu'il eût écrit l'histoire de la maladie. Il faut à l'histoire plus d'ordre et de méthode; un fait isolé n'est souvent qu'une exception : un faisceau d'expériences peut n'être qu'une illusion. Rechercher, découvrir le principe, le poursuivre dans ses développemens, dans ses aberrations même, décrire avec précision le cours du mal, comme un habile géographe trace le cours d'un fleuve, c'est là de l'histoire, le reste n'est que des matériaux pour l'historien. En exprimant ces conditions, est-ce la censure, est-ce l'apologie de mon ouvrage que je viens de faire? Le Lecteur en jugera.

INTRODUCTION.

La maladie qui fait le sujet de ce Traité, est très-anciennement connue sous le nom d'anthrax, qui signifie charbon, dénomination tirée de la gangrène et de la noirceur qui se manifeste à la peau dès le premier temps de la maladie. L'anthrax dont il s'agit ici n'est point contagieux, et la fièvre qui l'accompagne n'est que secondaire : j'en exposerai d'abord les caractères.

En donnant à cette maladie le nom d'anthrax, sans y ajouter l'épithète de non contagieux, les auteurs me semblent laisser des doutes sur l'acception plus ou moins étendue qu'il faut donner à ce mot ; la maladie désignée par eux sous celui d'anthrax bénin, ne semblait différer de l'anthrax malin que par un degré différent dans une même contagion.

Je tâcherai, dans ce Traité, de fixer sur ce point, comme sur les nombreuses divisions qu'on a établies, l'incertitude que pourrait faire naître la lecture de leurs ouvrages.

Je tâcherai de prouver que le siége de l'anthrax non contagieux est primitivement dans le tissu propre du chorion, et qu'il diffère de celui du furoncle et des abcès.

Je divise ce Traité en deux parties : dans la première, je donne l'histoire et le traitement de l'antrax non contagieux ; dans la seconde, j'expose les théories généralement adoptées, avec les motifs de leur réfutation.

La première partie est divisée en six sections, qui comprennent : 1° la description de la peau ; 2° la définition de la maladie ; 3° ses symptômes, sa durée et sa terminaison ; 4° son diagnostique et son pronostic ; 5° les causes qui y donnent lieu ; 6° le traitement le plus convenable.

La deuxième partie est partagée en cinq sections. Dans la première, j'expose les défininitions de l'anthrax adoptées par les auteurs ; je fais connaître les erreurs auxquelles elles peuvent conduire. La deuxième section est consacrée à prouver l'incertitude des auteurs sur le siége de cette maladie. Dans la troisième section, je prouve le vice des divisions de l'anthrax en plusieurs espèces, et le vague sur l'aitiologie que les auteurs ont donnée. La quatrième section traite des diagnostiques de l'anthrax, et offre un exposé succint de son histoire, de son traitement, et des maladies qui ont avec lui le plus d'analogie. Le traitement et le résultat des autopsies cadavériques, sont l'objet de la cinquième section.

Si mes recherches peuvent un jour devenir utiles à l'humanité, mon but sera rempli. Si quelques praticiens éclairés trouvaient, dans ce travail, des points de doctrine obscurs ou erronés, je les invite à me faire part de leurs observations; je les accueillerai avec reconnaissance, convaincu qu'elles n'auront pour motif que de concourir aux progrès de l'art.

TRAITÉ

DE

L'ANTHRAX NON CONTAGIEUX.

PREMIÈRE SECTION.

Description de la Peau.

Avant de passer à l'examen des phénomènes caractéristiques de l'anthrax non contagieux, il convient de dire un mot des parties que cette inflammation attaque essentiellement ou secondairement; la connaissance de ces parties fournira quelques secours, soit pour établir le diagnostique de la maladie, soit pour appliquer le traitement qui lui est le plus convenable.

L'organe cutané est composé de plusieurs parties : le chorion ou derme, qui en forme le canevas; le corps réticulaire ou le réseau de Malpighi, et l'épiderme.

Le chorion est la partie principale de la peau; c'est lui qui en détermine l'épaisseur : cette épaisseur varie suivant l'âge, le sexe, et chaque région du corps; en effet, celui des vieillards est plus dur et plus épais; il a plus de ténuité, de souplesse, de moelleux, chez les enfans et les femmes. La peau du crâne est d'un tissu plus ferme que celle du visage, et celle-ci n'a pas la solidité de celle des paupières; celle du tronc a une épaisseur presque double de celle de la partie antérieure : elle est à peu près la même au cou, à la poitrine et à l'abdomen. Elle est très-épaisse aux cuisses, à la paume des mains et à la plante des pieds, où elle adhère aussi très-intimement aux parties sous-jacentes.

Le chorion est une membrane blanche, élastique, composée de fibres qui, par leur entre-croisement, forment des aréoles irrégulièrement placées les unes à côté des autres.

Chacune d'elles est remplie d'un tissu cellulaire graisseux. Ces aréoles ne se terminent point en cul-de-sac; elles s'ouvrent par une infinité d'ouvertures que la macération rend apparentes. Ces ouvertures ne percent point le derme perpendiculairement : toutes s'ouvrent obliquement à sa surface; elles donnent passage aux vaisseaux artériels et veineux, aux exhalans, aux absorbans et aux poils.

On ignore la nature du tissu du chorion : Bichat (*Anatomie générale*), croit qu'il a beaucoup d'analogie avec le tissu fibreux.

L'anatomie pathologique démontre que la fibre aréolaire du chorion n'est le siége spécial et primitif d'aucune éruption cutanée; mais elle ne prouve pas que l'anthrax non contagieux ne puisse l'affecter et l'envahir.

Les autres parties qui concourent à former le système dermoïde, sont : le corps réticulaire, les papilles et les glandes sébacées qui se trouvent aux extrémités des ouvertures obliques du chorion. Je ferai observer que toutes les fois que les propriétés vitales du corps réticulaire et des papilles sont vivement exaltées, soit immédiatement, soit médiatement, divers organes en ressentent l'influence symptomatique, principalement les organes intérieurs les plus essentiels à la vie.

DEUXIÈME SECTION.

Définition de la Maladie.

L'ANTHRAX non contagieux est une inflammation de la fibre propre du chorion, inflammation qui s'étend consécutivement au corps réticulaire, et aux paquets de tissu cellulaire placés dans l'intérieur des aréoles du derme. La cause de cette inflammation successive des diverses parties, est due à la propagation de l'irritation, qui en même temps augmente d'intensité.

Puisque des praticiens ont prouvé que l'anthrax bénin, ou non pestilentiel, n'a rien de contagieux, il me paraît avantageux de ne faire qu'une seule dénomination de ces deux qualités essentielles. Je crois que la dénomination d'anthrax lui est propre, parce que cette maladie est tirée de sa nature même, et parce qu'elle a le même siége que l'anthrax malin ou pestilentiel, décrit par les auteurs. Ces motifs me semblent suffisans pour donner ce nom à la maladie dont il est ici question, afin de la distinguer des tumeurs analogues, mais dont le cours, la marche et l'issue sont tout-à-fait différens.

Siége.

L'anthrax non contagieux, comme le charbon et la pustule maligne, a son siége dans le tissu propre du chorion. Dès l'invasion, l'inflammation attaque ce tissu, comme va le prouver l'examen des symptômes. D'abord, le malade éprouve un sentiment de pesanteur et de démangeaison, sans qu'il existe de tuméfaction à l'endroit qui doit être atteint de l'anthrax non contagieux, phénomènes qui indiquent l'altération du chorion et du tissu réticulaire (1). La rougeur et la tension de la peau surviennent ensuite; l'inflammation se propage plutôt en largeur qu'en profondeur, et, lorsque la tumeur paraît, les paquets de tissu cellulaire contenus dans les cavités aréolaires du chorion en sont affectés; la tumeur n'a donc lieu que lorsque les paquets de tissu cel-

(1) Le furoncle, les abcès, et autres tumeurs, etc., ne présentent jamais ces phénomènes avant la tuméfaction; l'anthrax, le charbon, et la pustule maligne, sont les seules maladies qui les offrent.

lulaire de l'intérieur du chorion contiennent une quantité de sérosités. La douleur s'est manifestée, et la phlyctène est déjà formée, quelquefois sans qu'il y ait presque aucune tuméfaction; c'est ce qu'on observe principalement lorsque l'anthrax non contagieux affecte la peau de l'abdomen chez certains individus lymphatiques; l'inflammation dépasse plus ou moins rapidement le point primitivement enflammé, et détermine, sur une nouvelle étendue de peau *saine*, les phénomènes que j'ai déjà annoncés. Des douleurs atroces accompagnent la tuméfaction, occasionnées par la tuméfaction même et par l'irritation du chorion. Les symptômes qu'on observe dès le début de la maladie et à l'invasion de chaque période inflammatoire, ceux qui surviennent avant sa terminaison, la guérison prompte que l'on obtient par l'incision cruciale, qui a pour but de détruire l'irritation du chorion, sont des preuves assez fortes en faveur de l'idée que j'ai avancée sur le siége primitif de l'anthrax non contagieux.

TROISIÈME SECTION.

Symptômes et Marche de la Maladie.

L'ANTHRAX non contagieux n'est, le plus souvent, précédé d'aucun symptôme général qui annonce son invasion. L'anorexie, une lassitude dans les membres, quelquefois des frissons, en sont les signes précurseurs ; mais l'individu qu'il menace en éprouve une démangeaison à la surface de la peau, avec une pesanteur assez considérable à l'endroit où la maladie prépare son siége. Puis viennent la rougeur et une légère tension ; le prurit devient plus incommode, la tension est douloureuse ; c'est alors seulement qu'on aperçoit une élévation à la peau.

Assez souvent, vers le troisième jour, le centre de la tumeur se colore fortement d'un rouge foncé ; quelquefois l'épiderme est enlevé par l'effet du frottement réitéré que le malade y exerce ; les douleurs sont fugaces, le malade est sans fièvre ; mais, pendant la nuit, il est tourmenté par l'anxiété et des douleurs tensives.

Au quatrième jour, la fièvre s'allume ; quelle que soit sa grosseur, la tumeur offre, sur son sommet, une phlyctène, dans laquelle existe une petite quantité de sérosités, et tout le reste offre une sensibilité plus vive : la phlyctène crève, un liquide séreux, roussâtre, découle ; bientôt les douleurs aiguës et gravatives sont plus obtuses ; elles semblent partir d'un lieu plus profond et d'une étendue plus considérable, pour réunir leurs irradiations (si je puis m'exprimer ainsi) au point central qui est le siége primitif de l'anthrax non contagieux ; à cette époque, il y a une légère rémission de la douleur ; mais le calme est trompeur.

Le cinquième jour, et quelquefois plus tard, suivant que la maladie a son siége dans une partie plus ou moins adhérente aux parties sous-jacentes, les rémissions de la douleur durent long-temps ; et les paroxismes sont plus ou moins intenses ; mais bientôt la partie malade, de violacée qu'elle était, passe à une teinte noire, et la circonférence de la partie gangrénée se distingue des parties vivantes. La maladie continuant sa marche, la fièvre devient plus forte ; le malade est dans une anxiété continuelle, et quelquefois aucun moyen palliatif ne peut la soulager ; le caractère des douleurs est si constant, que tous les malades le comparent au sentiment que feraient éprouver des tenailles qui pinceraient la peau, et tendraient à l'arracher. L'inflammation du tissu cellulaire de l'intérieur des aréoles du chorion est intense ; les paquets celluleux tendent à dépasser ce niveau du cercle formé par les parties enflammées. La maladie faisant des progrès, la partie de la peau secondairement atteinte d'inflammation, tombe en gangrène, les douleurs deviennent alors moins vives ; le spasme général diminue aussi.

Les parties gangrénées tardent quelquefois à se séparer des parties vivantes ; l'inflammation suit ses périodes dans toutes les parties où elle s'est manifestée ; la tuméfaction y survient après un temps plus ou moins considérable ; les douleurs y augmentent, et la rougeur inflammatoire vient envahir une autre étendue de parties saines, jusqu'à ce qu'enfin les accidens produits par la cause de la maladie aient disparu. La séparation de la première escarre gangréneuse a lieu, ou bien elle tombe entièrement en pourriture ; alors il reste un ulcère plus étendu en longueur qu'en profondeur, d'un aspect affreux, et d'une puanteur insupportable; le pouls est petit et accéléré; les parties affectées deviennent le siége des plus vives douleurs; il semble au malade que l'on rapproche la peau des environs du mal, pour la faire contenir dans un espace plus petit, et c'est principalement dans cet espace illusoire qu'il croit voir disparaître les élancemens douloureux. La violence des douleurs, l'abondance de la suppuration épuisent ou font succomber les malades, surtout si la surface ulcérée a une étendue considérable. Telle est, en général, la marche de l'anthrax non contagieux, lorsqu'il est abandonné à-lui-même, et toutefois que ses symptômes parviennent à leur plus haut degré d'intensité.

Durée de la Maladie.

La durée de l'anthrax non contagieux ne peut être exactement déterminée : en général, il dure de quinze à quarante jours, et même plus. Cette irrégularité dans sa durée, tient à la partie affectée, qui est plus ou moins essentielle à la vie ou rapprochée d'un organe important; à la structure de la peau, plus ou moins lâche, plus ou moins sensible; à l'adhérence de la peau affectée d'anthrax; aux parties voisines; à l'étendue de peau tombée en gangrène.

Il n'est pas douteux que l'affection ne soit plus *grave* à la partie antérieure du cou, à cause du voisinage du larynx. Les progrès de l'anthrax non contagieux seront plus lents à la peau de l'abdomen, dont le tissu est moins serré. Les vieillards et les adultes ayant les fibres plus fermes que les enfans et les femmes, cette maladie doit être chez eux et plus grave et plus fréquente : elle est rare dans l'enfance. Tout ce qui pourra produire une augmentation dans les propriétés vitales, ou une altération dans les fonctions de l'économie, contribuera beaucoup à la terminaison plus ou moins rapide de cette maladie. La plaie résultant de la chute de l'escare aura d'autant moins d'étendue que la cicatrisation en sera plus prompte.

Terminaison.

Abandonné à lui-même, l'anthrax non contagieux se termine toujours par la gangrène, et très-souvent par la mort. Ces deux résultats sont dus à l'organisation particulière de la peau ; à l'influence symptomatique du corps réticulaire et des papilles, vivement exaltées, et non à aucune cause putride ni pestilentielle.

QUATRIÈME SECTION.

Diagnostique de la Maladie.

La nature et le siége de l'anthrax non contagieux étant connus, il sera facile de le distinguer du furoncle, de la pustule maligne et du charbon malin.

Le furoncle, ou l'inflammation des paquets cellulleux qui remplissent les aréoles du derme, éprouve une sorte d'incubation, demeure stationnaire *pendant un certain temps;* il survient ensuite, dans l'intérieur du derme, un tubercule dur, sans être précédé d'aucun symptôme, ni rougeur ou démangeaison à la peau. L'inflammation suit sa marche, le tubercule grossit, et vers le huitième jour, quelquefois plus tard, d'après la grosseur du furoncle, un cercle inflammatoire circonscrit la tuméfaction d'avec les parties saines. Bientôt après, le malade y éprouve une chaleur plus grande, accompagnée d'un peu de démangeaison (1), la tension augmente, la tumeur s'élève en pointe; une chaleur vague s'y fait sentir, et le furoncle se couvre d'une chaleur rouge foncée; la phlyctène se forme (cette phlyctène s'ouvre quelquefois par l'effet des frottemens réitérés que le malade y exerce). Le mal faisant des progrès, elle s'ouvre et donne issue à un liquide séreux et roussâtre. L'inflammation croissant en intensité, elle ne dépasse point le cercle déjà formé; mais la partie malade devient le siége d'une douleur vive et brûlante; l'anxiété augmente, le pouls devient quelquefois fébrile; la tumeur prend insensiblement un aspect noirâtre, les paquets celluleux tendent à dépasser le niveau de la peau; enfin le centre s'amollit insensiblement et tombe en

(1) Le chorion participe difficilement à cette inflammation.

mortification; un bourbillon blanc se détache et se sépare des parties saines.

Alors un mieux sensible succède à cet état d'irritation générale, et, dans un espace de temps plus ou moins long, les parties recouvertes de topiques émolliens reprennent leur intégrité primitive.

Si le volume du furoncle devient très-considérable, la maladie marche avec plus d'intensité; le caractère des douleurs qu'il fait éprouver à sa terminaison est constant, et tous les malades le comparent à celles que produirait un brasier ardent. Le sommet et le centre de la tumeur tombent en mortification; après cet accident survient un calme général, et la guérison a lieu.

Ce n'est pas que l'inflammation ne survive quelquefois au bourbillon : ce prolongement d'une crise douloureuse est dû surtout à quelque complication d'affections différentes, ou à la présence de quelque agent extérieur; alors il survient élévation à la base de la tumeur; le malade y éprouve des pulsations obtuses, des élancemens douloureux; la peau se tend davantage, se colore, s'amincit, et la partie devient le siége d'une chaleur halitueuse, une sérosité purulente suinte de la surface mortifiée; les signes de fluctuation se manifestent au toucher, et la tumeur s'ouvre à la partie la plus déclive.

Les douleurs cessent, et l'ulcère, résultat des progrès de l'inflammation, est traité comme à la suite d'un abcès ou d'un ulcère en général (1).

---

(1) C'est principalement pendant la durée des fièvres

Le charbon et la pustule maligne ont leur siége primitif dans la fibre propre du chorion ; sont le plus souvent précédés de nausées, de vomissemens et de syncopes, d'ardeur d'entrailles, de convulsions, de délire, de fièvre ardente, etc. Dès l'invasion, une altération se manifeste dans les traits du malade ; il est inquiet, accablé : dès le principe, un sentiment de pesanteur assez considérable, et une rougeur ou démangeaison, se manifestent à l'endroit où siége la maladie. Déjà l'on observe, quelquefois, un engorgement emphysémateux ou œdémateux ; bientôt après se forme un noyau tuberculeux, qui noircit à son sommet presque dès son apparition, pendant que l'inflammation augmente ; alors, constamment, les parties environnantes sont atteintes de cette espèce d'engorgement œdémateux, dur, ou comme emphysémateux, et bientôt l'abattement se change en une faiblesse extrême. La maladie suit une marche si rapide, par l'effet de la cause interne qui opprime toutes les fonctions, que, dans l'espace d'un temps très-court, quelquefois de deux ou trois jours, et même moins, beaucoup d'individus ont été enlevés par l'action délétère de ce vice contagieux et pestilentiel (1).

---

dites putrides, qu'on observe des furoncles qui suppurent long-temps après la sortie du bourbillon.

(1) M. le professeur Boyer, et d'autres, font observer, avec raison, que la marche de la pustule maligne est, le plus souvent, plus lente que celle du charbon malin, dès le principe de la maladie ; mais l'un et l'autre offrent les mêmes symptômes, et exigent le même traitement.

La pustule maligne et le charbon se manifestent chez tous les individus, et le plus constamment, sur plusieurs points de la surface du corps ; leur caractère est si destructif que, souvent, les tumeurs n'ont pas plutôt paru que l'individu perd la vie.

La fièvre qui accompagne, au contraire, la marche de l'anthrax non contagieux, ne s'allume qu'après le développement des douleurs inséparables de l'inflammation essentielle au chorion. Cette fièvre n'est due qu'à l'influence symptomatique qu'exerce l'inflammation propre au chorion, sur les organes les plus essentiels à la vie : les phénomènes de l'invasion de la maladie se reproduisent lorsque l'inflammation vient envahir une autre portion de peau saine : les douleurs sont plus violentes que dans les autres affections, et elles sont remarquables à chaque degré de la maladie, par des caractères particuliers. La mortification qui s'empare successivement des parties enflammées, ne tient point à un principe délétère, mais à l'organisation de la peau ; malgré les pertes successives que l'anthrax non contagieux est susceptible de faire éprouver au derme, l'inflammation n'a aucune tendance décidée à se communiquer au tissu cellulaire sous-cutané, et à y former un foyer purulent. L'on n'observe pas cette prostration des forces si funeste dans le charbon malin et la pustule maligne ; la mort ne survient point d'une manière soudaine ; en outre, le malade n'éprouve aucune altération des facultés intellectuelles.

Pronostic.

Pour porter un bon pronostic, il faut avoir égard à la région du corps qu'occupe l'anthrax non contagieux, à son volume, à son ancienneté, au degré de l'inflammation, à l'état du malade et au traitement qu'on emploie (1).

C'est ainsi que, si l'anthrax est situé à la partie antérieure du larynx, il est plus grave, toutes choses égales d'ailleurs, que s'il était placé devant la clavicule ou au dos. Le pronostic est plus fâcheux s'il est volumineux ; si la gangrène est déjà survenue ; enfin il est plus fâcheux encore, si le malade est affaibli par des maladies antérieures, ou s'il existe des complications avec d'autres affections plus ou moins graves ; et constamment mortel, lorsqu'on emploie le traitement usité pour l'anthrax pestilentiel.

CINQUIÈME SECTION.

Causes.

La cause essentielle ou primitive de l'anthrax non contagieux est ignorée, comme celle de beaucoup d'autres maladies ; nous savons seulement

(1) Par exemple, si l'on met en usage le traitement usité pour le charbon ou anthrax contagieux, ou pustule maligne, le pronostic sera constamment mortel; si l'on emploie le traitement rationnel des abcès et des furoncles, le pronostic sera presque toujours mortel.

qu'il y a des dispositions individuelles, ou des maladies qui compliquent l'inflammation propre au tissu du chorion. Cette maladie se manifeste plus particulièrement chez les hommes que chez les femmes, plus constamment chez les personnes âgées que chez les jeunes gens, et presque jamais chez les enfans. Les personnes mal-propres, qui font usage d'une nourriture peu saine, qui logent dans des habitations humides, et qui, par cette raison, sont plus souvent influencées par les vicissitudes atmosphériques, y sont plus particulièrement exposées.

L'ouverture des cadavres peut offrir des lésions diverses, qui sont constamment étrangères à la maladie.

SIXIÈME SECTION.

Traitement.

L'ANTHRAX non contagieux se guérit très-rarement par les seules forces de la nature. Si la guérison a lieu de cette manière, ce ne peut être que lorsque la maladie est placée dans un point de la peau éloigné des organes les plus essentiels à la vie; encore faut-il que sa marche soit lente, que ses symptômes soient modérés, que son étendue soit peu considérable.

Le chirurgien doit, dès le commencement de la

maladie, faire une incision cruciale, qui comprenne toute l'épaisseur de la peau, et qui s'étende au-delà des derniers cercles inflammatoires; si, trop timide, il ne comprend dans son incision que les parties centrales de la tumeur, la marche de la maladie est arrêtée, il est vrai, dans les parties incisées; mais ce qui est au-delà n'en parcourt pas moins tous les périodes de l'anthrax non contagieux abandonné à lui-même, et d'assez graves accidens en sont la suite. L'incision cruciale, pratiquée convenablement, évite la gangrène, fait cesser, comme par enchantement et d'une manière subite, les violentes douleurs et les progrès de l'inflammation; cette amélioration dans l'état du malade, est encore favorisée par la quantité de sang qui s'écoule des lèvres de la plaie, en produisant une distension locale, et d'autres fois en facilitant la sortie du pus visqueux de l'escarre gangréneuse, si déjà elle est formée. Si le centre de la tumeur était affecté de gangrène, il faudrait toujours inciser, tant pour débrider les parties enflammées qui circonscrivent cette escarre, que pour l'aider à se détacher; suivant que l'on incisera plus tôt ou plus tard, l'inflammation se terminera par une espèce de résolution, ou la tumeur suppurera dans plusieurs points de son étendue. Dans tous les cas, l'application d'un topique émollient, et l'usage intérieur d'une boisson délayante, achevera la guérison. Si la tumeur est tombée toute entière en gangrène, et que la plaie ait une grande étendue, on s'occupera de même à calmer

calmer les douleurs, par des incisions faites à la circonférence, à déterger l'ulcère, et à soutenir les forces du malade.

Si l'anthrax non contagieux est placé dans une partie du corps où la peau est lâche, par exemple à l'abdomen, surtout chez quelques individus lymphatiques, alors l'inflammation est toujours stationnaire; il n'y a point de tuméfaction, et l'ulcère se propage dans une étendue plus ou moins grande de la peau; la forme de l'escarre est irrégulière. Dans ce cas, les incisions cruciales ne doivent être pratiquées qu'à la circonférence du cercle inflammatoire; et le cautère potentiel sera appliqué au centre de la tumeur pour activer l'inflammation des paquets celluleux et graisseux, et obtenir par là un prompt détachement de l'escarre. Il faut éviter toute compression un peu forte sur la partie affectée d'anthrax non contagieux; car la peau tomberait en gangrène malgré l'incision, comme il arriverait dans tout autre cas d'inflammation.

Dans le plus grand nombre de cas, après l'incision, les applications émollientes et la diète seront d'un usage indispensable, jusqu'après l'entière cessation des douleurs. J'ai vu un de mes malades, atteint d'anthrax non contagieux, ressaisi tout à coup par le mal, et jeté dans une crise nouvelle d'influences et de suppuration, quoique l'incision eût été convenablement faite; il avait plus mangé qu'à l'ordinaire. Le spasme général cessa par une diète rigoureuse et quelques boissons délayantes, et la suppuration se rétablit. A cette cause, qui a retardé la guérison, s'est jointe une rougeur inflammatoire, opiniâtre, qui m'obligea à insister sur les émolliens : la guérison n'éprouva aucun autre retard.

Quelquefois l'inflammation d'un lambeau d'une certaine étendue, exige qu'il soit incisé de nouveau pour calmer les douleurs.

Lorsque l'anthrax non contagieux est abandonné à lui-même, et que la gangrène s'empare de la peau, ou, qu'appelé trop tard, on n'a pu prévenir cette fâcheuse terminaison, à la chute de l'escare succède une ulcération d'une étendue variable. Des incisions à la circonférence de l'ulcère, et des topiques émolliens sont nécessaires : on rapprochera autant que possible les lambeaux de l'ulcère, au moyen d'emplâtres agglutinatifs. Si quelque morceau de peau des bords de l'ulcère est amincie et dépourvue de tissu cellulaire, on est le plus souvent obligé de l'emporter; les pansemens se font alors avec de la charpie enduite de cérat, quelquefois avec de la charpie séche et des bandelettes de cérat sur les bords; d'autres fois, on imbibe la charpie d'une décoction de kina : l'état de l'ulcère, l'état général de l'individu, indiquent s'il est nécessaire de soutenir les forces par les moyens appropriés, pris à l'intérieur, et par une nourriture de facile digestion. En général, ces ulcères, comme ceux où une portion de peau un peu considérable a été détruite, restent souvent un temps très-long avant d'arriver à une cicatrisation complète. Dans un assez grand nombre de cas, les malades succombent épuisés par les douleurs et par l'abondance de la suppuration ; la cicatrice, quand elle se fait, est susceptible de se déchirer par une violence extérieure. Divers autres accidens, comme la pourriture d'hôpital, peuvent encore retarder la guérison. Si le malade est placé dans un hôpital, on ne négligera point les moyens qui assurent la salubrité de l'air ; les linges qui entourent l'ulcère seront fréquemment renouvelés, afin d'éviter le séjour du pus, et la putréfaction qu'il amène.

On ne négligera pas non plus de dissiper les craintes sur la contagion de la maladie.

On sent que je n'ai pu tout dire, parce que je n'ai pu tout prévoir. Milles causes accidentelles, mille complications inattendues peuvent modifier les caractères du mal, et rendre nécessaires de nouveaux moyens curatifs. Je ne connais point de maladie qu'on puisse traiter à fond, sans faire une excursion dans le champ de beaucoup d'autres.

FIN DE LA PREMIÈRE PARTIE.

DEUXIÈME PARTIE.

PREMIÈRE SECTION.

Définition de la Maladie.

J'ai fait connaître les caractères et le traitement de l'anthrax non contagieux ; je vais maintenant exposer brièvement les opinions des auteurs, et les conséquences qui me paraissent en être les suites rigoureuses.

Les auteurs n'ont pas donné la définition de l'anthrax non contagieux ou bénin, d'après la méthode généralement adoptée pour caractériser une maladie. Presque tous l'ont fondée sur des symptômes communs à d'autres affections, et observés à un état avancé de la maladie. Telle est celle de M. le professeur Boyer : « L'anthrax ou charbon « est une tumeur inflammatoire et gangréneuse, « qui a son siége dans le tissu cellulaire sous-cutané « et dans les tégumens. »

1° Je dis d'abord, que cette définition convient à la fois au charbon, aux furoncles et même aux abcès (1), et, par conséquent, qu'elle ne convient à aucune de ces maladies.

(1) « J'ai vu, dit M. Codet, prendre pour un anthrax

2° D'ailleurs, elle ne conviendrait jamais qu'à la fin de la première période.

3° Elle induit encore à penser que l'inflammation attaque primitivement le tissu cellulaire sous-cutané, pour se fixer ensuite aux tégumens.

Si les choses se passaient ainsi, la tuméfaction sans altération de la peau dès le principe, la chaleur halitueuse, et par suite la fluctuation que produit constamment l'inflammation du tissu cellulaire sous-cutané, devraient précéder la gangrène de la peau : or, c'est ce qui n'a pas lieu.

L'anthrax, c'est-à-dire l'inflammation de la propre fibre du chorion, offre, au contraire, une démangeaison, avec le sentiment d'un poids assez considérable et une rougeur sensible de la peau, avant que la tuméfaction existe.

Le furoncle, c'est-a-dire l'inflammation des paquets celluleux du derme, présente, dès son principe, une tuméfaction dure et pointue à son sommet, et la peau est parfaitement intacte.

Les caractères propres aux affections essentielles du corps réticulaire, des papilles nerveuses et des glandes sébacées qui se trouvent aux ouvertures obliques du chorion, sont trop connues, pour répéter ici que les maladies de ces parties n'ont aucun point de contact avec l'anthrax non contagieux ou bénin.

« bénin un abcès derrière la clavicule du côté gauche, dont « la peau violacée s'était ouverte dans plusieurs points de « son étendue. »

D'après ce qui précède, il s'ensuit que le sentiment de pesanteur dans le lieu qui doit être le siége de l'anthrax, la démangeaison et la rougeur de la peau, sont dus à l'altération du chorion et du tissu réticulaire, qui ne tarde pas à participer à l'inflammation. Si ces parties sont, comme on n'en saurait douter, le véritable siège de l'anthrax, il est de toute évidence que les phénomènes dont nous venons de parler sont les premiers caractères de cette maladie, en supposant qu'ils précèdent toute tuméfaction (1).

En considérant l'anthrax, à l'exemple d'un grand

(1) C'est pour ces motifs que ces maladies peuvent être définies de la manière suivante :

L'anthrax non contagieux peut être défini, une inflammation de la fibre propre du chorion, caractérisée par un sentiment de démangeaison, de rougeur, et d'un poids assez considérable dans le point où siége l'inflammation qui précède la tuméfaction.

Le charbon ou anthrax malin, et la pustule maligne, peuvent être définis, une inflammation de la fibre propre du chorion, avec un principe délétère contagieux; caractérisé par la syncope, l'ardeur d'entrailles, les convulsions, le délire, la fièvre ardente, l'altération des traits de la face, et par un sentiment de démangeaison, de rougeur, d'un poids assez considérable, d'un engorgement emphysémateux ou œdémateux, où siége l'inflammation qui précède ou accompagne la tuméfaction.

Le furoncle peut être défini, une inflammation des paquets celluleux de l'intérieur du derme, qui a pour caractère une tuméfaction dure et pointue à son sommet, sans altération sensible à la surface de la peau, avant son apparition.

nombre d'auteurs, comme une inflammation pri mitive du tissu cellulaire sous-cutané, qui frapp la peau de mortification, on serait forcé de mettr en usage le traitement usité dans les abcès sous-cutanés : mais si ces moyens sont inefficaces dans l'anthrax, il faut bien admettre que l'anthrax n'est pas une inflammation du tissu cellulaire. Les auteurs ayant senti cette difficulté, ont supposé qu'il y avait un principe tour à tour appelé pestilentiel, putride, délétère, malin.

C'est ce qui a fait dire à Ambroise Paré : « Aucun « commande faire l'ouverture devant que la sup- « puration soit faite et apparente, disant qu'il la « faut ouvrir entre le verd et le sec ! Toutefois je « puis vous assurer que si l'apostume n'est pas « assez maturée, on est cause d'induire grandes « douleurs et inflammation, et accroissement de la « fièvre qui est souvent cause d'une gangrène, ou « de rendre l'ulcère malin. »

Lassus dit en outre : « que l'incision cruciale est « utile pour donner issue au pus, pour faciliter la « sortie des escarres humides de la tumeur, et per- « mettre l'application des remèdes susceptibles de « produire la chute de ces escarres. »

Mais ces principes ne sont point confirmés par l'observation. Ce n'est pas que je rejette l'incision de la tumeur : loin de là ; mais je prétends qu'elle doit être pratiquée dans d'autres vues, et même d'une manière différente.

D'après les auteurs, il faudrait attendre, pour

faire cette incision, que l'anthrax fût parvenu à la fin de la première période; mais alors il existe déja un nouveau cercle inflammatoire au-delà de la base de la tumeur, et si le chirurgien se contente de l'ouvrir uniquement pour donner issue au pus, ce cercle inflammatoire échappe à l'incision, et l'inflammation marche et fait sans cesse de nouveaux progrès, qui sont accrus par l'application des remèdes plus ou moins irritans, qu'on qualifie du nom d'anti-putrides, pour faire accorder la théorie avec la pratique. D'après la définition que la plupart des auteurs ont donnée de l'anthrax non contagieux, on ne peut s'étonner ni de l'incertitude du diagnostique, ni de celle du traitement, ni des dénominations sous lesquelles les anciens ont désigné l'anthrax non contagieux, *bête féroce*, *fusée*, *furie*.

DEUXIÈME SECTION.

Incertitude des Auteurs sur le Siége de la Maladie.

Parmi les auteurs qui ont écrit sur le siége de l'anthrax non contagieux, les uns ont omis de parler de son siége, d'autres l'ont placé dans le tissu cellulaire sous-cutané où ils placent aussi le furoncle; d'autres ont dit d'une manière vague qu'il affecte la peau : l'auteur d'une Dissertation inaugurale, fait résider l'anthrax et le furoncle dans les paquets celluleux de l'intérieur du derme.

Cette fluctuation sur le siége de l'anthrax non contagieux, est d'autant plus déplorable que c'est de là que dérivent les symptômes caractéristiques de la maladie dont il est ici question.

La même cause, je veux dire, l'incertitude du diagnostique devait avoir nécessairement une influence dangereuse sur le choix des moyens curatifs; ainsi tout m'engage à donner quelque étendue à ce point de doctrine.

TROISIÈME SECTION.

Vices des divisions de l'Anthrax non contagieux ou bénin.

Les auteurs distinguent deux espèces d'anthrax, l'une qu'ils désignent sous la dénomination d'anthrax malin, et l'autre qu'ils appellent anthrax bénin. M. Boyer subdivise chacune de ces divisions en deux espèces; la première porte les noms d'anthrax malin pestilentiel, et de non pestilentiel. Dans la deuxième, l'une porte le nom d'anthrax bénin, et l'autre d'anthrax simple.

Une maladie qui est invariable dans sa marche et dans ses symptômes, ne peut être divisée en espèces ou variétés; si donc je parviens à prouver que les symptômes de l'anthrax sont constamment les mêmes, et surtout qu'ils réclament le même traitement dans tous les cas, l'incertitude d'en distinguer plusieurs espèces sera évidemment démontrée.

Anthrax bénin ou espèce simple.

« Elle ressemble beaucoup, dit M. Boyer, au « furoncle ; cependant elle en diffère par son vo« lume, par l'intensité de l'inflammation, par l'é« tendue de la gangrène, qui ne se borne pas au « tissu cellulaire, mais qui s'étend ordinairement « à la peau qui recouvre le sommet de la tumeur. »

Le volume, le dégré de l'inflammation qui accompagnent le furoncle, égalent quelquefois à l'intensité de ces mêmes symptômes lorsqu'ils accompagnent l'anthrax. (Cela s'observe dans les gros furoncles, et lorsqu'ils touchent à la fin de la période inflammatoire.) Il s'ensuit qu'ils ne pourraient servir de base à un diagnostique certain ; reste donc la gangrène pour tout symptôme caractéristique ; mais la gangrène ne paraissant qu'à la fin de la première période, il est encore évident que cette maladie ne pourrait être reconnue avant cette époque ; or, nous verrons les conséquences que peut avoir ce délai pour le traitement. (Par exemple, si l'anthrax se fixait à la peau qui couvre un organe essentiel à la vie, tel que le larynx, ne serait-il pas très-urgent de reconnaître la maladie dès son principe, pour la faire avorter ?)

Il est des anthrax non contagieux, qui se placent sur l'abdomen des personnes lymphatiques, dont les paquets celluleux du derme sont gorgés d'une graisse liquide : chez ces individus, la tuméfaction est presque nulle, et l'inflammation parcourt lentement ses périodes ; il existe, au contraire, des furoncles d'un volume assez considérable pour que le sommet de la tumeur tombe en gangrène ; mais le furoncle, quel que soit son volume, quelle que soit la rapidité de sa marche, ne présente jamais les caractères de l'anthrax.

« L'anthrax se montre sous la forme d'une tu-
« meur plus ou moins volumineuse, circonscrite,
« dure, d'un rouge foncé, accompagnée d'une dou-
« leur vive, brûlante. »

Pris isolément, ces symptômes sont communs à plusieurs maladies ; mais observés simultanément, et d'après l'ordre dans lequel ils se succèdent, ils signalent d'une manière évidente le furoncle, dont l'anthrax non contagieux diffère à la fois, par le siége, par les symptômes, par sa marche et par le traitement, ainsi que je le ferai voir en parlant du diagnostique et du traitement.

Anthrax non pestilentiel.

« La variété du charbon malin non pestilentiel,
« est toujours accompagnée de symptômes graves
« qui annoncent toujours un trouble général dans
« l'économie animale, et l'action profonde de la
« cause morbifique sur le principe vital. »

Malgré tout ce que je dois d'estime et de vénération à M. Boyer, je ne puis être encore de son avis au sujet de l'anthrax non pestilentiel; je pense, contre cet estimable praticien, que cette sorte d'anthrax n'est jamais accompagnée d'un trouble général dépendant de l'action profonde d'une cause morbifique sur le principe de vie. L'anorexie, une lassitude des membres, des frissons, en sont quelquefois des signes précurseurs; mais les accidens graves dont on charge cette maladie, ou n'ont pas lieu, ou n'arrivent qu'après l'entier développement des horribles souffrances inséparables de l'inflammation du chorion. Dans l'anthrax pestilentiel, ou charbon, au contraire, les accidens graves ci-dessus mentionnés, précèdent toujours le développement de la tumeur.

Symptômes de l'Anthrax non pestilentiel.

« La tumeur s'annonce par une grande chaleur et « une douleur vive dans la partie affectée. En exa« minant cette partie, on n'aperçoit d'abord qu'un « tubercule dont la base est fort étendue : mais en « touchant, on trouve bientôt une tumeur circons« crite, très-profonde et très-dure. Cette tumeur « est d'un rouge très-foncé dans le milieu, et plus « clair dans la circonférence; son sommet recou« vert d'une vésicule livide, qui contient une ma« tière ichoreuse brune, se convertit promptement « en une escarre noire, bientôt sèche et crouteuse;

« bientôt molle, cette escare qui s'accroît plus ou « moins rapidement, est environnée d'un engorge- « ment comme emphysémateux, dont la rougeur « pâle caractérise une inflammation languissante, « qui se propage dans les parties voisines, à mesure « que l'escarre s'étend. »

Parmi ces symptômes, l'engorgement emphysémateux, et la rougeur pâle qui s'étend à mesure que l'escarre fait des progrès, appartiennent exclusivement à l'anthrax malin ou charbon, et à la pustule maligne; ce caractère n'a pas échappé à la sagacité de M. Dery-Lachevier, qui l'a observé dès l'apparition de la pustule maligne, de Bourgogne, (1807).

L'anthrax bénin ou non contagieux se propage par des cercles inflammatoires et circonscrits, avec un sentiment de démangeaison; bientôt après, l'engorgement s'empare de ce cercle, la rougeur devient de plus en plus foncée, les plus cruelles douleurs se font sentir dans les parties affectées; il semble au malade que l'on rapproche violemment la peau des environs du mal, comme pour la renfermer dans un espace plus étroit; peu à peu la rougeur inflammatoire envahit une autre étendue de parties saines; le spasme général cesse, et la partie prise d'engorgement tombe en gangrène.

Causes.

Il est peu de maladies dont l'aitiologie soit plus vague que celle de l'anthrax non contagieux, sans doute parce que l'on a méconnu son véritable siége, que nous avons placé dans la substance même du chorion.

Les uns ont cru que le pus de l'anthrax non contagieux était corrosif, et l'ont regardé comme la véritable cause de la gangrène; d'autres ont seulement avancé qu'il pouvait acquérir des qualités vénéneuses; d'autres, et c'est le plus grand nombre, lui donnent une origine pestilentielle.

Dans le charbon non pestilentiel, dit Fabricien d'Aquapendente, le sang est très-ardent, et il est en rédondance dans la partie affectée. Paul d'Egine avait déjà consacré, d'après les Arabes, cette manière vague de disserter sur la pustule maligne, qu'il attribuait à un sang brûlant et infecté d'attrabile. Enfin, il en est qui présument que c'est une matière irritante apportée par la voie de la circulation. L'auteur d'une Dissertation déjà citée, croit que cette origine nous est encore inconnue. « Quelques personnes, dit-il, pensent que l'anthrax bénin est produit par une cause délétere ou maligne. Une cause délétère ou maligne donner lieu à un anthrax bénin! Je ne sais, mais il me semble qu'il y a là quelque chose qui implique contradiction. »

En effet, une cause peut-elle donner naissance à deux résultats de différente nature? L'observation pratique prouve encore que ces maladies se montrent très fréquemment sans anthrax non pestilentiel, et que celui-ci peut survenir sans cause délétère ou maligne.

QUATRIÈME SECTION.

Diagnostique.

De ce que l'anthrax est une des premières maladies connues, il n'en faudrait pas conclure qu'il ne nous reste rien à savoir sur sa nature; elle est, au contraire, un sujet de division parmi les praticiens. J'ai déjà dit quelle était la véritable source de cette division, et je le répète ici, que c'est pour avoir fondé le diagnostique sur des symptômes communs à d'autres affections.

Ainsi, on ne connaîtrait jamais l'anthrax non contagieux à la description qu'en donne le docteur Mouton (*Dictionnaire des Sciences médicales.*) « L'anthrax, dit-il, est une tumeur inflammatoire, « circonscrite, élevée en pointe, sur laquelle se « forme une ou plusieurs phlyctènes, accompagnées « d'une vive douleur, de prurit, d'une chaleur « ardente.

« On reconnaît l'anthrax aux caractères que nous « venons d'exposer, et à la rapidité avec laquelle « les pustules, élevées sur son sommet, se conver- « tissent en un escarre, ou croûte noirâtre, qui « ressemble à un charbon éteint.

« Les auteurs l'ont distingué en bénin ou simple, « et en malin ou pestilentiel.

« L'anthrax simple n'est jamais idiopathique;

« mais, comme toutes les phlegmasies du système
« cutané et celluleux, il est constamment la suite
« d'un désordre intérieur, qui semble plus particu-
« lièrement affecter les voies digestives; ainsi il dif-
« fère par là essentiellement de la pustule maligne,
« avec laquelle il a d'ailleurs quelque ressemblance
« extérieure, puisque celle-ci est le plus souvent
« une maladie accidentelle et communiquée. L'an-
« thrax, au contraire, est toujours l'effet d'une
« métastase, et celui qui s'annonce avec un carac-
« tère très-bénin, quoique pourtant il conserve la
« marche des inflammations gangréneuses, n'est
« autre chose qu'une variété du furoncle, dont la
« marche est un peu plus rapide, et dont la sortie
« du bourbillon, véritable gangrène d'une partie
« du tissu cellulaire, est précédée par la formation
« d'une escarre plus noire et plus profonde qu'elle
« ne l'est ordinairement; l'anthrax a toujours un
« caractère de malignité; il est rare que la tumeur
« se forme à un point plus éloigné des organes prin-
« cipaux que ne le sont les aisselles, les aines ou
« le col; tandis que l'anthrax, connu sous le nom
« de simple ou de bénin, et qui est la conséquence
« d'un désordre moins considérable, se développe
« aux extrémités du corps, et assez souvent aux
« mains et à la face. »

Il est facile de voir que ce praticien a pris l'anthrax bénin pour le charbon malin, et le gros furoncle pour l'anthrax bénin ou non contagieux. C'est ce que je vais essayer de prouver.

Le

La douleur devient un des caractères, puisqu'elle est spécifique dans l'anthrax non contagieux; elle présente, en outre, des caractères particuliers à chaque stade de la maladie. Dès le troisième jour, la peau devient douloureuse; vers le quatrième, les douleurs sont aiguës; elles semblent partir d'un lieu plus profond et d'une étendue plus considérable, pour réunir leurs irradiations. Le cinquième jour, quelquefois plus tard, le caractère des douleurs est tellement uniforme, que tous les malades les comparent à la sensation que feraient éprouver des tenailles qui pinceraient la peau et l'arracheraient. Lorsque la séparation de l'escarre commence à se faire, les parties affectées deviennent le siége des plus vives douleurs. Il semble au malade, comme nous avons déjà dit, que l'on rapproche la peau des environs du mal, pour la faire contenir dans un espace plus étroit (1).

Pendant le cours du charbon malin, on observe la même douleur, mais moins intense et plus fugace. Cela tient à l'impression profonde de la cause morbifique sur le principe de vie, qui ressent, dans

(1) Dans toutes les maladies qui occasionnent ordinairement la distension de la peau, comme les abcès sous-cutanés, les tumeurs graisseuses, le furoncle; dans ces maladies, je dis que les douleurs qui sont l'effet de cette distension ne paraissent jamais qu'à une époque avancée de la maladie; dans l'anthrax, au contraire, comme le chorion lui-même est pris d'inflammation, la douleur se manifeste dès le principe.

tous les organes qu'il anime, l'irritation portée sur le chorion.

Dans le furoncle, le malade n'éprouve de sensations pénibles que vers le huitième jour. Elles commencent par une démangeaison. Vers le quinzième, à la chûte du bourbillon, la tension se fait sentir et les douleurs tourmentent les malades, quelquefois comme ferait un brasier ardent.

De la Phlyctène.

Il faut connaître l'époque à laquelle se montre ce symptôme dans l'anthrax, afin de le distinguer de celui qui paraît dans le furoncle. J'ai vu constamment cette phlyctène survenir vers le cinquième jour; et vers la fin de la première période inflammatoire, le sommet de la tumeur en présente plusieurs.

Tandis que, dans le charbon malin, ce symptôme suit les progrès de la tumeur.

Le furoncle n'offre la phlyctène qu'à la chute de l'inflammation, c'est-à-dire vers le quinzième jour.

De l'Escare gangréneuse.

L'anthrax non contagieux, abandonné à lui-même, présente dans son cours, plusieurs escarres gangréneuses; la première escarre suit de près la chute de la phlyctène; elle est en général fort peu étendue; elle ne comprend que le sommet de la tumeur :

vers le vingtième jour, la gangrène s'étend jusqu'à la base, bientôt après elle fait de nouveaux progrès et gagne les parties voisines. Le nombre des escarres peut être plus grand, surtout chez certains individus lymphatiques, lorsqu'ils ont un anthrax sur un des points de l'abdomen ; alors l'escarre est superficielle, et la marche de la maladie plus lente.

Le charbon offre ordinairement deux escarres gangrèneuses : l'une paraît après la chute de la phlyctène, et comprend ou le sommet ou la totalité de la tumeur.

Le furoncle ne présente, comme on sait, qu'une escarre gangrèneuse tantôt du centre, d'autres fois aussi, du sommet de la tumeur ; lorsque celui-ci est assez volumineux et qu'il touche à la fin de sa période.

L'anthrax malin, ou charbon, et la pustule maligne, ont une marche plus rapide que l'anthrax bénin ou non contagieux (1) ; celui-ci suit une marche plus rapide que le furoncle.

---

(1) L'opinion la plus généralement admise, relativement à la différence qui existe dans la marche du charbon et de la pustule maligne, est que la pustule maligne se développe dès le principe de son apparition, d'une manière plus lente que le charbon. La cause de ce phénomène est due à ce que la pustule maligne, ou charbonneuse, vient d'une cause locale, et se transmet toujours par la contagion des animaux vivans, ou de leurs dépouilles, à l'homme, et qu'ensuite le virus se propage à d'autres individus de l'espèce humaine, comme le font observer MM. Énaux, Chaussier

L'anthrax non contagieux se fixe très-souvent, au dos, au col, à l'abdomen; le charbon malin, aux aisselles, aux aines, au col et à plusieurs points de la surface du corps; le furoncle, aux fesses, aux aisselles, aux bras.

Les autres remarques de l'auteur n'étant que de pures hypothèses, je n'ai pas cru devoir leur donner place dans le diagnostique.

---

et Boyer; tandis que le charbon malin survient spontanément, ou dans des lieux où l'atmosphère favorise une épidémie, comme le prouve son origine asiatique ou africaine. Thucydide, qui nous a conservé le tableau fidèle de celle qui ravagea la ville d'Athènes et toute l'Attique, à l'époque de la seconde année de la guerre du Péloponèse, remarque qu'elle était originaire d'Éthiopie.

---

is.

TABLEAU

UI UNIT LE DIAGNOSTIQUE AUX TRAITEMENS CONVENABLES A CES MALADIES ET A CHACUNE DE LEURS PÉRIODES.

ANTHRAX NON CONTAGIEUX;

SES ÉLÉMENS.

incipe de l'irritation et de l'inflammation du Chorion.

Démangeaison incommode à la surface de la au, avec un poids assez considérable à l'endroit la maladie doit avoir son siége; de la rougeur, une légère tension s'y manifeste ensuite; la nsion est douloureuse. C'est alors seulement 'on aperçoit élévation à la peau. (*Traitement:* cision cruciale, etc., cataplasmes émolliens, issons délayantes.) Guérison.

Élément fébrile.

La fièvre s'annonce par des douleurs aiguës et avatives, que le malade éprouve au siége de nthrax, et qui semblent partir d'un lieu plus ofond, et par le frisson, la soif, l'anxiété. (Même aitement que ci-dessus.)

lémens qui précèdent la gangrène de la tumeur, ou la mort du Malade.

Face allumée, yeux étincelans, douleurs qui feient croire qu'on arrache la peau; anxiété extrême, vre forte; c'est alors qu'on observe la séparation s sommets des aréoles de la surface interne du rme, et la sérosité qui suinte du sommet de la meur déjà mortifiée; formation d'un nouveau rcle inflammatoire, accablement extrême. (L'insion cruciale, etc., etc., comme dans les précéns cas.)

lémens qui précèdent la formation de la gangrène, ou la mort du Malade, à la seconde période inflammatoire.

Douleurs dans toute l'étendue formée par le rcle inflammatoire; bientôt la tuméfaction y rvient, les douleurs y augmentent, et la rougeur flammatoire vient envahir une autre étendue de arties saines; les parties affectées deviennent le ége des plus vives douleurs; il semble que l'on pproche violemment la peau des environs du mal our la faire contenir dans un espace étroit. *Idem;* incisions qui dépassent le dernier cercle flammatoire, à plusieurs points de la circonféence, etc.)

CHARBON ET PUSTULE MALIGNE,

AVEC LEURS ÉLÉMENS, PRINCIPE PESTILENTIEL ET CONTAGIEUX.

Élément fébrile qui précède ou accompagne la formation de la tumeur, ou la mort du Malade.

Le mal commence par des nausées, des vomissemens et des syncopes; ardeur d'entrailles, des convulsions, le délire; l'accablement violent, les frissons irréguliers; bientôt après il survient un sentiment de pesanteur assez considérable, de rougeur et de démangeaison à l'endroit où vient siéger la tumeur: souvent avec engorgement emphysémateux ou œdémateux. C'est alors seulement qu'on aperçoit un noyau tuberculeux, noir à son sommet. (*Traitement:* On emploiera le vin généreux, le quinquina, le camphre, l'opium, les escarotiques, les cataplasmes, et les moyens propres à prévenir la contagion; comme les fumigations avec l'acide muriatique oxigéné, et autres, etc. (1)

Élémens qui précèdent la gangrène de la tumeur, ou la mort du Malade.

Prostration des forces, abattement extrême, altération des traits de la face plus prononcée, et quelquefois trouble de facultés intellectuelles; la noirceur des lèvres, des dents, de la langue; la diminution de l'engorgement œdémateux ou emphysémateux; d'autres fois la surface du corps se couvre d'une couleur livide, et les douleurs diminuent. (Même traitement que ci-dessus. (2)

(1) *Fumigation avec l'acide muriatique oxigéné.*

Muriate de soude.	3 onces 2 gros.
Oxide noir de manganèse . .	5 gros.
Eau	2 gros.
Acide sulfurique concentré. .	2 onces.

Pulvérisez l'oxide de manganèse; mêlez-le par trituration avec le muriate de soude; mettez le mélange dans une capsule de verre; ajoutez l'eau, versez l'acide sulfurique en deux ou trois fois.

(A employer pour une salle habitée.)

(2) *Fumigation avec l'acide muriatique.*

Acide sulfurique concentré. .	1 demi-once.
Muriate de soude. . . . :	5 gros.

Versez l'acide dans un vase de verre; ajoutez peu à peu le sel, quand le dégagement du gaz se rallentit, remuez le mélange avec une baguette de verre.

(Même emploi que la précédente.)

Autre Fumigation.

Acide sulfurique concentré,
Nitrate de potasse très-pulvérisé, à à 1 demi-once.

Versez l'acide dans un vase de verre, ajoutez peu à peu le nitre, et remuez le mélange avec une baguette de verre.

(A employer pendant une heure, dans une chambre de mille pieds cubes environ, dont les portes et fenêtres sont fermées.)

FURONCLE;

SES ÉLÉMENS.

Tuméfaction dure et pointue à son sommet, avec la peau parfaitement intacte jusqu'ici. (*Traitement:* cataplasmes émolliens, ou emplâtre dit maturatif.)

Élémens qui précèdent la gangrène du centre de la tumeur.

La tumeur est de grosseur ordinaire, sa couleur d'un noir violacé à son sommet; la tension est considérable et les douleurs ardentes; l'anxiété suit les rémissions des douleurs jusqu'à la séparation du bourbillon. (Même traitement.)

Élémens qui précèdent la gangrène du centre et du sommet de la tumeur.

La tumeur est toujours assez volumineuse; les douleurs sont comparables à celles que produiraient un brasier ardent; le malade est dans un état fébrile, le sommet de la tumeur se couvre d'une couleur d'un noir foncé. (Même traitement, et quelquefois des boissons délayantes et des potions laxatives (1).

(1) Dans ce cas, plusieurs praticiens veulent qu'on fasse une incision sur la tumeur, afin de favoriser la sortie du bourbillon. En effet, elle détruit la tension de la peau en même temps qu'elle hâte la sortie des paquets celluleux.

TRAITEMENT

DE

L'ANTHRAX NON CONTAGIEUX,

DÉCRIT PAR LES AUTEURS.

PARMI les auteurs, les uns veulent favoriser la suppuration, comme si elle était la véritable fin du traitement : les autres ne portent leurs pensées que sur la séparation des escarres, qui, disent-ils, doit en être la conséquence.

« La tumeur, dit l'auteur dont je parle, sera « couverte d'un cataplasme émollient, si l'inflam- « mation est considérable : on emploie au contraire « les topiques irritans comme les maturatifs, si « l'inflammation est faible. Lorsque le sommet de « la tumeur est ramolli et qu'on y distingue une « sorte de fluctuation, on doit l'ouvrir avec l'ins- « trument tranchant, afin de faciliter l'issue de la « masse de tissu cellulaire mortifiée et l'écoulement « du pus sanieux.

« Dans d'autres cas, le traitement est le même « que celui des fièvres putrides. »

D'autres s'expriment de la manière suivante :

« D'après l'aitiologie que nous avons adoptée (dit « l'auteur), l'on doit présumer quel est le traitement « interne que nous conseillerions contre l'anthrax « ou charbon ; des boissons diaphorétiques aux- « quelles on ajoute une petite dose de tartrite de « potasse antimonié de manière à ne produire que « des évacuations alvines, seront administrées pen- « dant le développement de la tumeur ; mais après « la formation de l'escarre, période où il y a pros- « tration des forces, on prescrit, d'après l'état du « tempérament du malade, quelques toniques, tels « que le camphre, le quinquina, l'opium, le vin « généreux. Quant au traitement local, les cata- « plasmes d'herbes émollientes, ceux faits avec la « farine de graine de lin, auxquels on ajoutera un « peu d'onguent populéum ou d'alhéa, convien- « nent très-bien, soit pour borner l'étendue de l'in- « flammation, soit pour diminuer la vivacité des « douleurs : mais, à l'apparition de l'escarre gangré- « neuse, quand les douleurs sont très-vives, il est « quelquefois utile de toucher le sommet de la tu- « meur avec le muriate d'antimoine liquide ; ce « moyen nous paraît réussir mieux que l'huile bouil- « lante et même le cautère actuel préconisé dans ce « cas ; il est aussi préférable aux scarifications dans « la partie saine, et même à l'excision du sommet « de la tumeur, conseillée par quelques auteurs. « Quand l'escarre commence à se détacher, on doit « emporter la portion séparée avec les ciseaux et « donner issue à la sanie purulente, logée sous la

« croute escarotique ; on prévient aussi les dangers « du retour dans la circulation de cette matière « délétère.

Tels sont les traitemens dont on nous vante encore l'efficacité pour guérir l'anthrax non contagieux ou bénin.

Tous veulent favoriser la formation de l'escarre gangréneuse. Combien de malades ne succombent-ils pas avant la formation de cette escarre, par l'effet des violentes douleurs qu'ils éprouvent : rarement survivent-ils au second stade de l'inflammation. Les malades qui dépassent cette époque ne le doivent qu'au siége du mal de l'anthrax, lorsqu'il est éloigné des organes les plus essentiels à la vie. Les topiques irritans ont bien la propriété de provoquer la suppuration ; mais des incisions pour évacuer du pus sont inutiles, puisqu'il n'existe ni fluctuation ni pus à cette époque de la maladie ; aussi ne saurait-elle arrêter la marche de l'anthrax non contagieux.

Le tissu du chorion ayant la propriété de produire des douleurs aussi graves, plus on appliquera des topiques irritans, plus on augmentera les douleurs, et plus on aggravera l'état du malade : preuve, disent-ils, qu'il y a dans l'anthrax un principe pestilentiel.

Le peu d'efficacité de ces moyens et l'idée préconisée d'un principe délétère, a conduit le praticien à faire usage des escarotiques ; mais, chose singulière, ils les emploient aussi bien dans l'anthrax qu'ils ont appelé bénin que dans celui qu'ils ont appelé malin.

Or, dans tous les cas d'anthrax bénin, nul doute que les caustiques et les excitans en général ne soient plus nuisibles qu'utiles : loin de s'opposer au cours de la maladie, ils ne font qu'en hâter les progrès, et cela se conçoit facilement par la propriété qu'ils ont de faire naître l'inflammation ; par conséquent, d'aviver les douleurs et d'augmenter la tension des parties. D'ailleurs à quoi serviraient ces moyens irritans dans le traitement de l'anthrax non contagieux, où l'on doit tâcher de conserver la peau, et puisqu'il est exempt de tout principe délétère contagieux et pestilentiel.

Ambroise Paré a obtenu, dans quelques cas, de bons effets de l'emploi des scarifications avant la formation de l'escarre.

Des scarifications, en effet, étendues et profondes, peuvent être avantageuses par le dégorgement qu'elles opèrent, ou par la détente dont elles sont suivies ; mais une règle indispensable à suivre en pratiquant ces incisions, c'est de dépasser le cercle inflammatoire. On voit par là combien nous différons d'Ambroise Paré, qui n'avait d'autre but en ouvrant la tumeur, que de faciliter l'effet des topiques : aussi se contentait-il de faire des scarifications sur le centre de la tumeur. Le dégorgement ne se faisant qu'incomplètement, un calme trompeur survenait ; mais bientôt après, l'inflammation, excitée par l'instrument tranchant, reprenait sa marche avec plus d'intensité, et menaçait de plus en plus les jours du malade.

Lassus a de même obtenu d'heureux résultats par des incisions cruciales pratiquées sur la tumeur, ce qui me porte à croire qu'il donnait à ces incisions assez d'étendue pour dépasser le dernier cercle inflammatoire, du moins lorsque ses tentatives étaient couronnées de succès ; mais cet habile chirurgien, ne pratiquant ces incisions que dans la vue de favoriser l'action des topiques, négligeait sans doute fort souvent de les prolonger au-delà des limites de l'inflammation ; et voilà pourquoi il n'a pas été toujours heureux dans le traitement de l'anthrax non contagieux.

Si néanmoins il a quelquefois réussi, en s'écartant de cette méthode, je ne doute pas qu'il n'ait fait erreur dans le diagnostique, et qu'il n'ait pris, par exemple, un furoncle pour un anthrax non contagieux.

Plusieurs praticiens distingués pensent que le pus de l'anthrax bénin ne contient aucun principe pestilentiel ; que l'intensité de l'inflammation est due à l'étranglement des nombreux paquets celluleux affectés d'inflammation ; qu'en détruisant cette *espèce* d'étranglement, on prévient la formation des escarres ; qu'il est inutile d'attendre, pour cet effet, des signes de fluctuation, puisque ce phénomène ne s'observe jamais dans l'anthrax dont nous parlons ; enfin qu'on peut faire avorter l'inflammation comme dès son principe.

L'erreur où tombent ces praticiens, que l'anthrax bénin ou non contagieux, tient uniquement à l'inflammation des paquets celluleux du derme, cette erreur est le principe de toutes les autres.

L'auteur d'une Dissertation déjà citée, partage l'opinion des praticiens dont nous venons de parler; aussi n'a-t-il pas remarqué la moindre différence entre l'enthrax bénin et le furoncle, puisque celui-ci ne diffère selon lui, que par son plus grand volume (1).

Lamotte et Hevin pensent de même, relativement à la nature de l'anthrax non contagieux ou bénin; ils disent, en parlant du traitement: « que de grandes « douleurs ont quelquefois déterminé à ouvrir ces « gros furoncles; mais que cette opération était « aussi inutile que cruelle. — Je n'en ai point « trouvé, dit Lamotte, auxquels l'ouverture con- « vienne moins qu'à ceux-là, puisqu'il faut couper « toutes ces séparations, ce qui cause beaucoup de « douleurs au malade, et ne lui est que d'un faible

---

(1) Je ne trouve rien de plus défectueux et de plus incertain que de caractériser une maladie, ou de baser un diagnostique sur un signe commun.

Ici est le cas de placer les propres expressions que m'a rappelées souvent M. Boyer, professeur de la Faculté: « Il « ne suffit pas, dit-il, de voir des symptômes d'une maladie, « il faut les observer, les analyser, pour la connaître et « la distinguer de celles qui peuvent offrir quelques ana- « logies avec elle, si on veut éviter les erreurs en pratique.»

(Voyez aussi André Bauvais, *Séméiotique*, page xvij.)

« secours, tant il y a peu de pus renfermé dans « ces abcès. »

Si l'inflammation avait eu son siége aux paquets celluleux du derme, les incisions la feraient sans doute avorter ; en effet, la chute du bourbillon, soit qu'elle ait lieu naturellement, soit qu'elle ait été sollicitée par le secours de l'art, amène toujours la guérison.

Dans l'anthrax, au contraire, les incisions ne font qu'ajouter à l'inflammation, à moins qu'on ne les prolonge au-delà des limites de la tumeur.

A l'époque où les auteurs dont nous venons de parler, incisaient l'anthrax non contagieux, celui-ci était déjà à la fin de la première période. Alors l'inflammation occupe déjà une grande étendue. Les incisions pourraient bien détruire l'espèce d'étranglement, et les cloisons de l'intérieur de la tumeur : mais le cercle inflammatoire restant intact, sa sensibilité ne fait qu'augmenter, et il ne cesse de faire des progrès. La raison en est simple, c'est que ce n'est point l'étranglement des paquets celluleux qu'il faut chercher à résoudre, mais l'inflammation de la fibre propre au chorion ; inflammation qui constitue essentiellement l'anthrax non contagieux.

« Lassus, déjà cité, conseille d'ouvrir la tumeur « avec l'instrument tranchant aussitôt qu'elle est « ramollie et qu'on sent, en la touchant, une sorte « de fluctuation à peu près semblable à celle que « produit un fluide épais, pultacé ; mais ce n'est « là qu'ouvrir un abcès.

M. Boyer a observé que le furoncle, qu'il appelle

anthrax simple, guérit facilement avec les topiques émolliens et les emplâtres attractifs, pourvu que son sommet soit ouvert.

Tous les praticiens savent, par la voie de l'observation, que l'ouverture, pratiquée jusqu'au-delà du cercle inflammatoire d'un furoncle, entraîne des douleurs vives et une inflammation plus intense, tandis que la guérison est aussi prompte, et moins douloureuse, à l'aide d'une petite incision, comme le veut M. Boyer.

Les parties au-delà du cercle inflammatoire ne sont pas parfaitement saines dans l'anthrax. Cependant, lorsqu'il a fait peu de progrès, les incisions convenables font avorter l'inflammation. Supposez, au contraire, un furoncle dans le même cas, et le même moyen développera une inflammation plus ou moins intense. Dans le premier cas, les parties au-delà de l'inflammation jouissent d'une sensibilité et d'une tension plus grande que dans l'état naturel. Dans le furoncle, ces parties sont parfaitement saines; tout le mal est dans le centre, aussi est-ce dans cet endroit qu'il faut inciser.

« L'incision cruciale, dit Chambon, n'a rien de « spécieux, quoiqu'elle partage la tumeur essentiel- « lement en quatre parties égales, et que les bran- « ches de la division se réunissent dans le centre. » Dans ce cas, l'opération avait lieu sur des parties déjà privées de la vie, et les incisions ne dépassaient pas les limites du cercle inflammatoire.

Un homme se présente à l'Hôtel-Dieu de Paris,

portant au dos un anthrax bénin ou non contagieux. M. Dupuytren pratiqua d'abord une incision perpendiculaire à l'axe du corps, et divisa ainsi la tumeur en deux parties. Sur la supérieure fut faite, de haut en bas, une incision qui, tombant sur la première, forma un véritable T; de cette manière, la moitié supérieure de l'anthrax se trouva dans le même cas que si l'on avait incisé crucialement; mais la moitié inférieure n'étant point incisée, les accidens ne cessaient que dans la partie supérieure; on appliqua un cataplasme émollient, le lendemain, l'inflammation de la partie supérieure était tombée; mais la moitié inférieure étant dure, enflammée, beaucoup plus volumineuse, et encore douloureuse, on l'incisa, et tous les accidens cessèrent. (C'est à M. le professeur Dupuytren qu'est dûe la gloire d'avoir trouvé le point d'élection pour l'incision cruciale de l'anthrax non contagieux.)

Lorsqu'un anthrax non contagieux a été convenablement incisé, on voit quelquefois une suppuration abondante à la surface de la plaie, et le malade ressent une douleur cuisante aux lambeaux de cette même plaie.

L'on ne pourra pas supposer qu'il existe alors étranglement des paquets celluleux, puisque les parties sont divisées, et même en suppuration. Les topiques émolliens et anodins devraient calmer les douleurs et arrêter les progrès de l'inflammation; mais cela n'arrive pas toujours.

Lorsque les lambeaux sont d'une étendue assez

grande, l'inflammation diminue en proportion, mais ne se résout quelquefois pas entièrement. Dans ce dernier cas, l'inflammation suit sa marche et occupe la totalité des lambeaux; les douleurs, devenues plus vives, s'étendent aux parties saines, et les lèvres de la plaie tombent en gangrène.

Pour concevoir la cause de cet accident, il faut admettre que c'est la fibre propre du chorion, qui est essensiellement et primitivement affectée dans l'anthrax non contagieux; la preuve en est qu'en multipliant les incisions aux endroits où les accidens se manifestent, on fait avorter l'inflammation.

Je dirai encore qu'il existe des anthrax non contagieux qui ne présentent presque point de tuméfaction, et qui cependant ont plusieurs périodes inflammatoires; je ne sache pas que le furoncle affecte jamais une marche analogue. Alors les incisions sont encore utiles au-delà du cercle inflammatoire, et le cautère potentiel au centre de l'escarre, pour activer l'inflammation des paquets celluleux du derme, et en faciliter la chute; traitement toujours inconvenant dans le furoncle, quelle que soit la partie où il place son siége.

Supposons maintenant un furoncle dans sa seconde période, c'est-à-dire après la sortie du bourbillon : quel sera le traitement? Toujours le même. Cataplasmes émolliens, topiques anodins, boissons délayantes, le repos, etc. Prenons, au contraire, un anthrax non contagieux dans le même cas : quels seront les moyens curatifs? Les incisions cruciales.

Si le furoncle continue ses ravages lorsque le bourbillon n'existe plus, il se propage au tissu cellulaire sous-cutané, et y développe une suppuration à laquelle il est toujours urgent de donner issue. L'anthrax non contagieux qui suit sa marche, après l'apparition de la gangrène, affecte spécialement le chorion. Ce n'est pas à dire pour cela que le tissu cellulaire reste parfaitement intact, mais au moins il n'est attaqué que faiblement et secondairement. (Il en est de même de tous les tissus voisins. L'inflammation les affecte avec plus ou moins d'intensité, comme dans bien d'autres maladies; mais l'essentiel en est de savoir dans quel tissu siége l'affection principale, pour y porter le moyen curatif, comme nous le prouvent aussi les méthodes de traitement dirigées sur les autres tissus, ou pour détruire un principe pestilentiel illusoire.)

Tommassin blâma vivement la méthode de l'extirpation de l'anthrax non contagieux, pratiquée dans l'intention de borner la gangrène, méthode qui fut conseillée dans le dix-septième siecle. Cette opération est rejetée avec raison par les bons praticiens de nos jours; elle serait sans succès, en outre elle serait très-douloureuse, et produirait une plaie dont la cicatrice pourrait être difficile à obtenir.

Mais l'incision cruciale ne peut avoir que d'heureux résultats; elle conserve la peau, facilite la circulation des fluides, relâche la tension des tissus, fait cesser l'irritation, enfin guérit la maladie sans retour, de la même manière que les incisions convenables des larges aponévroses des gaînes tendineuses, et de quelques tissus fibreux en général, amène l'heureuse issue des inflammations de ce système.

Quelquefois les douleurs sont si violentes qu'on ne peut les faire cesser qu'en brûlant le sommet de la tumeur avec le cautère actuel ou potentiel, disent quelques praticiens ; mais il est bien essentiel de remarquer que ce moyen produirait un effet contraire si la peau n'était déjà mortifiée ; au reste, il ne faudrait point attribuer toujours le calme dont il est suivi, à l'effet qu'il produit. On sait que la marche naturelle de la douleur (voyez page 14), est d'être coupée par des rémissions, qui sont le plus souvent en rapport avec sa violence. Si la cautérisation était utile dans le traitement de l'anthrax non contagieux, pourquoi ne la mettrait-on pas toujours en usage ? Elle favorise au contraire les progrès de la maladie, elle ne fait que hâter la mort du malade : preuve convaincante que l'anthrax n'a pas le même siége que le furoncle, puisque le même moyen hâte visiblement les dangers de la première de ces affections, et tempère les effets de la seconde.

Les cataplasmes émolliens et anodins peuvent aider heureusement les effets de l'incision ; mais ceux qu'on dit résolutifs ou antiseptiques ne conviennent en aucune manière, puisque l'anthrax n'est point susceptible de résolution par l'effet de ces moyens.

Non seulement les emplâtres irritans sont inutiles, mais encore ils sont nuisibles.

Des Cardiaques.

Comme la faiblesse peut être l'effet de plusieurs causes, il s'ensuit qu'il y a autant d'espèces de cardiaques qu'il y a de causes débilitantes. En général, ce genre de moyen est superflu, excepté néanmoins pendant la convalescence ; mais il ne peut être considéré comme curatif de l'anthrax non contagieux. Quelquefois, il est vrai, les forces semblent abattues à une époque avancée de la maladie ; mais, qu'on ne s'y trompe pas, cet abattement n'est dû qu'à l'impression que les douleurs violentes font sur les organes ; aussi disparaît-il avec les souffrances, c'est-à-dire, par le moyen des incisions cruciales.

Jukerc dit, en parlant des narcotiques, que les opiacés employés mal à propos, étaient la source de toute sorte d'accidens très-fâcheux. Il est de fait qu'ils seraient du moins infructueux, ou même nuisibles, avant les incisions, surtout s'il existait une complication bilieuse. Dans ce même cas, au contraire, le vomitif et les purgatifs seraient même indiqués.

La saignée a été conseillée dans l'anthrax. Dernièrement encore, je fus appelé auprès d'un malade atteint d'un anthrax non contagieux : l'incision convenablement pratiquée, la guérison aurait eu lieu sous peu de temps, si un érésypèle n'eût arrêté sa marche ; le visage était rouge, le pouls plein et accéléré. Un praticien distingué, appelé en consultation, ordonna la saignée du bras ; mais comme je savais que l'individu, avant sa maladie, était maigre, pâle, bilieux, je proposai des sinapismes à la plante des pieds, un purgatif et un lavement. Ce traitement fut couronné d'un plein succès.

La saignée peut être cependant bien indiquée après l'incision cruciale, chez certaines personnes pléthoriques. M. Bourut, ancien doyen de la Faculté de Paris, fut d'avis de la pratiquer, dans un cas semblable, sur un de mes malades, et le résultat fut très-avantageux.

Les boissons délayantes et adoucissantes ne sont jamais contre-indiquées dans l'anthrax non contagieux. Il n'en est pas de même de celles dites toniques, sudorifiques, astringentes ; celles-ci sont toujours nuisibles avant l'opération, rarement utiles après.

Le quinquina et le camphre ne conviennent jamais avant l'incision de la tumeur. Ces substances pourraient tout au plus être données lorsque l'anthrax non contagieux a parcouru plusieurs périodes, que le malade est faible ; encore même, alors, les vins généreux légèrement aromatiques, et une nourriture de bonne qualité, leur sont préférables.

Autopsie cadavérique.

L'endroit qui est le siége de l'anthrax non contagieux, est frappé de gangrène dans toute l'épaisseur de la peau, et le tissu cellulaire sous-cutané est plus ou moins enflammé. Cette inflammation diminue dans le tissu cellulaire sous-cutané, à mesure qu'on s'éloigne du centre de la tumeur; elle se soutient, au contraire, au même degré, dans toute l'étendue de la peau qui est affectée. Les paquets celluleux du derme sont gorgés de sérosités; la peau est tendue et d'un noir violacé; enfin, en étendant de plus en plus les incisions, l'on observe la tension de la fibre du chorion et la phlogose des paquets celluleux; on ne voit plus loin qu'une rougeur très-marquée à la surface extérieure de la peau.

FIN.

www.ingramcontent.com/pod-product-compliance
Ingram Content Group UK Ltd.
Pitfield, Milton Keynes, MK11 3LW, UK
UKHW022129170726
13837UKWH00003B/1442

9 782329 125183